Klostermeier

Homöopathische Notfallapotheke für Pferdehalter

Homöopathische Notfallapotheke für Pferdehalter

von

Britta Klostermeier

1. Auflage

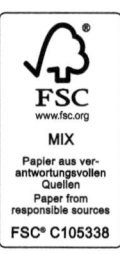

Bibliografische Information der Deutschen Nationalbibliothek:
Die Deutsche Nationalbibliothek verzeichnet diese Publikation
in der Deutschen Nationalbibliografie;
detaillierte bibliografische Daten sind im Internet über
http://dnb.dnb.de abrufbar.

© 2016 Britta Klostermeier
Herstellung und Verlag:
BoD – Books on Demand, Norderstedt

ISBN: 9783741241475

Vorwort

Im täglichen Leben mit unseren Pferden können ständig Situationen entstehen, in denen sich ein Pferd verletzt oder eine akute Erkrankung entwickelt. In diesen Situationen steht der Pferdehalter oft alleine mit seinem Tier und fühlt sich meist sehr hilflos. Der Anruf beim Tierarzt ist natürlich die erste Maßnahme aber was dann? Was kann ich tun, bis der Tierarzt da ist? Wie kann ich meinem Pferd helfen und es bestmöglich unterstützen?
Diese Fragen wurden häufig aus den Reihen unserer Vereinsmitglieder an mich herangetragen. Die Homöopathie bietet eine sehr gute Möglichkeit, die Zeit bis zum Eintreffen des Tierarztes zu überbrücken und dem Tier zu helfen.
Aus mehreren Tageskursen habe ich dann die Idee zu diesem Buch entwickelt.
Die wichtigsten / häufigsten Notfälle werden kurz beschrieben und die allgemeinen Maßnahmen kurz genannt. Im Anschluss sind die homöopathischen Mittel aufgeführt, die verwendet werden können.
Ich hoffe, mit diesem Buch eine kleine Hilfestellung geben zu können, damit ihr als Pferdehalter euren Tieren schneller helfen könnt.
Das Buch ersetzt jedoch in keinem Fall den Tierarzt!

Visbek, im Juli 2016   Britta Klostermeier

Inhaltsverzeichnis

	Seite
Vorwort	5
I. Was ist Homöopathie?	9
II. Was ist ein Notfall?	21
III. Normwerte des Pferdes	23
IV. Die allgemeine Stallapotheke	24
V. Anwendung von Homöopathika in Notfällen	27
VI. Notfälle durch Unfälle bzw. äußere Einwirkungen	28
1. Hitzschlag bzw. Sonnenstich und Sonnenbrand	28
2. Insektenstich außer Biene	31
3. Insektenstich – Bienenstich	33
4. Insektenstich – anaphylaktischer Schock	34
5. Kreislaufversagen	35
6. Schlundverstopfung	36
7. Schock	37
8. Verbrennungen	39
9. Verletzungen	40
10. Verletzungen der Augen	44
11. Vergiftungen	45

	Seite
VII. Notfälle durch Erkrankungen	46
1. Hufrehe	46
2. Kolik	49
3. Kreuzverschlag	52
4. Fieber	53
VIII. Weitere nützliche Mittel bei kleineren Erkrankungen	55
1. Heimweh	55
2. Abszesse	56
3. Bindehautentzündung	56
IX. Kurzbeschreibung der einzelnen homöopathischen Notfallmittel	57
X. Bezugsadressen homöopathischer Notfallapotheken	61
XI. Literaturverzeichnis	64
Haftungsausschluss	67

I   Was ist Homöopathie?

Homöopathie kommt aus dem griechischen und setzt sich aus den beiden Worten homoion = ähnlich und Pathos = Krankheit zusammen. Es ist eine von Samuel Hahnemann 1790 entdeckte Therapieform.

Der deutsche Arzt Samuel Hahnemann wurde am 10.04.1755 in Meißen geboren und ist der Begründer der Homöopathie. 1790 führte er erste Selbstversuche mit Chinarinde durch. Chinarinde wurde traditionell zur Malariabehandlung verwendet. Er nahm als gesunder Mensch – also nicht an Malaria erkrankt – über einen gewissen Zeitraum Chinarinde ein und stellte fest, dass dies bei ihm Malaria ähnliche Symptome hervorrief. Das Jahr 1790 gilt seither als Geburtsstunde der Homöopathie. Hahnemann entwickelte dann in weiteren Studien und Versuchen das „similia similibus curentur" Prinzip = „Ähnliches werde durch Ähnliches geheilt" – das Grundprinzip der Homöopathie. Hahnemann starb am 02.07.1843 in Paris.

Ähnlichkeitsprinzip, Mitteltestung und Arzneimittelbild
Das Grundprinzip der Homöopathie besagt, dass ein Stoff (eine Arznei) in der Lage ist, genau diejenige Erkrankung zu heilen, deren Symptome sie bei einem gesunden Menschen hervorruft. Somit werden alle homöopathischen

Arzneien am gesunden Menschen „getestet" (Mitteltestung), um deren Bild, das so genannte Arzneimittelbild, herauszufinden.

Die Arzneimittelbilder werden heute noch wie bei Hahnemanns erstem Selbstversuch herausgefunden. Ein gesunder Organismus nimmt über einen längeren Zeitraum eine Substanz ein und die daraufhin entstehenden Symptome werden notiert und fügen sich zum Arzneimittelbild zusammen.

Das Ähnlichkeitsprinzip besagt, dass eine Arznei umso besser heilt, desto ähnlicher ihr Arzneimittelbild den Krankheitssymptomen ist. Es darf aber gleiches nicht mit gleichem behandelt werden.

Beispiel:
Wenn wir im Winter unsere eiskalten, fast erfrorenen Hände kurieren möchten, so werden wir sie mit kaltem Wasser spülen oder mit Schnee einreiben. Wir würden sie nie in heißem Wasser baden aber auch nicht wieder in eiskaltem Wasser.

Homöopathisches Beispiel:
Der Stich einer Biene darf nicht mit dem homöopathischen Präparat Apis mellifica (nämlich dem Gift der Honigbiene) behandelt werden, da sich ansonsten die Symptome verdoppeln würden.

Der Schlüssel zur Homöopathie liegt darin, dass nicht zwei Lebewesen absolut identisch auf eine Krankheit reagieren.

Deshalb ist die Homöopathie auch keine „man nehme" – Therapie. Es gibt in der Homöopathie im Grunde kein Mittel gegen beispielsweise Kopfschmerzen. In der Allgemeinmedizin ist dies anders. Hier gibt es ein bzw. mehrere Mittel gegen Kopfschmerzen. Die Homöopathie ist nur individuell anwendbar. Es gibt aber in bestimmten Situationen – z.B. bei Notfällen – Mittel, die nach der „man nehme" – Therapie auch durch einen ansonsten homöopathischen Laien einsetzbar sind. Diese Mittel werden im Folgenden zum jeweiligen Notfall aufgeführt und in ihrer grundsätzlichen Einzelwirkung kurz erläutert.

Anerkannte Therapieform?
Die Homöopathie ist in Deutschland eine anerkannte sogenannte „Besondere Therapieform" im Sinne des Sozialgesetzbuches(!). Seit 1978 bekennt sich der deutsche Gesetzgeber im Arzneimittelgesetz zum „Wissenschaftspluralismus der Medizin". Darunter werden derzeit die Medizin einerseits und andererseits drei „Besondere Therapierichtungen" verstanden:

1. Anthroposophisch erweiterte Medizin
2. Homöopathie
3. Phytotherapie

Im Grunde ist die Homöopathie in Deutschland aber immer noch nicht anerkannt. Im Gegenteil: sie wird von vielen Medizinern nur als Placebo-Effekt-Methode belächelt. Die Ursache liegt vermutlich darin, dass es nicht möglich ist, die Wirkung eines homöopathischen Präparates in einer Versuchsreihe zu beweisen. Ursache dafür ist natürlich, dass ein und dasselbe homöopathische Mittel nun mal eben nicht bei Person A die gleiche Wirkung hat, wie bei Person B. Ein weiterer Faktor dürfte natürlich sein, dass bei einem homöopathischen Präparat ab einer Potenz von D 12 chemisch der Ursprungsstoff nicht mehr nachweisbar ist. Wissenschaftlich ist die Wirkung der Homöopathie also derzeit nicht nachweisbar. Somit bleibt die Homöopathie eine Erfahrungsheilkunde. Aber: bis vor einigen Jahren galt das Atom auch noch als das kleinste Teilchen. Erst als es technisch möglich war, wurde festgestellt, dass dies gar nicht stimmt, sondern dass das Atom selber aus noch kleineren Teilchen, den Protonen, Neutronen und Elektronen besteht. Somit besteht die Hoffnung, dass es irgendwann gelingt, die Wirkungsweise der Homöopathie auch wissenschaftlich zu belegen und damit auch diese Therapieform offiziell anzuerkennen.

In Österreich ist die Homöopathie seit dem Arzneimittelgesetz von 1983 ein anerkannter Teil der Medizin.

Ein großes Zentrum der Homöopathie finden wir heute in den Vereinigten Staaten von Amerika.

Ein zweites international bekanntes Zentrum der Homöopathie wurde Indien. Seit 1973 ist die Homöopathie dort staatlich anerkannt.

In Frankreich werden homöopathische Mittel von ungefähr einem Drittel der Hausärzte angewandt. Da das staatliche Gesundheitssystem in Frankreich die Homöopathie 1965 anerkannt hat, werden die Kosten der Medikamente und der Behandlung erstattet.

In England werden seit 1950 die Kosten einer homöopathischen Behandlung vom staatlichen Gesundheitswesen getragen. Das relativ hohe gesellschaftliche Prestige der Homöopathie wird dadurch unterstützt, dass die englische Königsfamilie öffentlich für diese Therapieform eintritt.

In Brasilien hat die Homöopathie eine lange Tradition. In Rio de Janeiro wurde bereits 1843 ein homöopathisches Ausbildungsinstitut gegründet. Seit 1980 ist die Homöopathie staatlich anerkannt und an den Universitäten vertreten.

Diese Liste könnte mit Ländern wie Griechenland, Russland und weiteren fortgesetzt werden.

Nur in ihrem Ursprungsland Deutschland ist die Homöopathie bis heute nicht wirklich staatlich anerkannt. Sie wird immer noch von den meisten Ärzten als Placebo – Effekt abgetan.

Dies gilt sowohl für den Human- wie für den Veterinärbereich.

Herstellung und Potenzierung:
Die homöopathischen Mittel entstammen dem Reich der Mineralien, dem Tier- und Pflanzenreich und werden durch ein spezielles Verfahren zu ihrer Wirksamkeit gebracht. Dieses Verfahren wird Potenzierung genannt. Potenzierung beinhaltet eine Verdünnung und eine Verschüttelung der Ursubstanz.

Um zum Beispiel zu dem homöopathischen Mittel Belladonna D 12 zu gelangen, werden folgende Herstellungsschritte unternommen:
1 Tropfen der Ursubstanz Tollkirsche (Belladonna) wird mit 9 Tropfen Alkohol gemischt. Diese Mischung erhält 10 Schüttelschläge. Daraus entsteht Belladonna in der Potenz D 1.

Dieser Mischung wird 1 Tropfen entnommen, der wieder mit 9 Tropfen Alkohol gemischt und mit 10 Schüttelschlägen versehen wird. Daraus entsteht Belladonna in der Potenz D 2. Das gleiche Verfahren gilt auch für alle höheren Potenzen.

Aufgrund der Potenzierung überträgt sich etwas vom „Wesen" der Ursubstanz auf den Verdünnungsstoff. Potenzierung bedeutet also: Stoffliches wird Schritt für Schritt in etwas Unstoffliches verwandelt.

Chemisch ist schon ab einer Potenz von D 12 die Ursubstanz nicht mehr nachweisbar.

Neben der bekanntesten D-Potenzierungsreihe (1:10), gibt es noch die C-Reihe (1:100), die M-Reihe (1:1.000), die XM-Reihe (1:10.000) und die LM- oder Q-Reihe (1:50.000). Für den Laien wird die Anwendung im Bereich der D-Reihe bzw. maximal bis zur Potenz C 30 empfohlen. Die höheren Potenzen sollten dem homöopathisch ausgebildeten Therapeuten überlassen werden.

		Das entspricht durchschnittlich	
Potenz	Verdünnung	einem Tropfen auf	einem Wassermolekül in
D1	1:10	das Volumen einer Erbse	
D2	1:100	einem halben Esslöffel	
D3	1:1.000	zweieinhalb Schnapsgläser	

Potenz	Verdünnung	Das entspricht durchschnittlich	
		einem Tropfen auf	einem Wassermolekül in
D6	1:1 Million	den Inhalt einer kleinen Mülltonne	
D9	1:1 Milliarde	einen Öltanklaster samt Anhänger	
D12	1:1 Billion	25 olympische Schwimmbecken	ab hier kein chemischer Nachweis der Ursubstanz mehr möglich
D20	1:100 Trillionen	den Michigansee in den USA	
D23	1:100 Trilliarden	das Mittelmeer	3g Wasser (Fingerhut)
D30	1:1 Quintillion	50-mal das Volumen der Erde	30t Wasser (Tanklastzug)

Potenz	Verdünnung	Das entspricht durchschnittlich	
		einem Tropfen auf	einem Wassermolekül in
D78	1:1 Tredezillion		dem gesamten Universum (Das Universum wird auf etwa 10^{78} Teilchen geschätzt)

Homöopathische Mittel gibt es heute in verschiedenen Darreichungsformen: als Tabletten, Globuli, Tropfen und Injektionen. Für den Einsatz bei Pferden haben sich vor allem Globuli bewährt. Diese können leicht in einem Stück Apfel versteckt werden oder sie werden einfach zwischen die Lippen ins Maul geschoben und lösen sich hier ganz langsam auf. Therapeuten setzen häufig auch Injektionslösungen ein, die unter die Haut gespritzt werden. Auch für Notfälle haben sich Globuli am besten bewährt. Es reicht vollkommen, wenn die Globuli mit der Maulschleimhaut in Kontakt kommen. Ein paar Globuli zwischen die Lippen des Pferdes zu schieben, sollte bei jedem Notfall möglich sein.

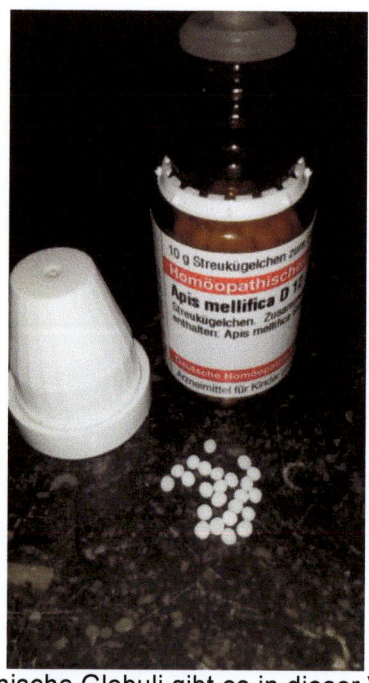
Homöopathische Globuli gibt es in dieser Variante in jeder Apotheke zu kaufen

Erstverschlimmerung
Im Zusammenhang mit dem Einsatz von homöopathischen Mitteln wird immer wieder von der so genannten „Erstverschlimmerung" gesprochen. Damit ist eine zunächst einsetzende Verschlimmerung der Beschwerden eines Patienten kurz nach der Gabe eines homöopathischen Mittels gemeint. Für einen homöopathischen Therapeuten ist diese Erstverschlimmerung ein gutes Zeichen, das ihm zum einen zeigt, dass er

das richtige Mittel gewählt hat, das ihm zum anderen auch zeigt, dass der zu behandelnde Organismus auf die gewählte Therapie reagiert. Bei einem Notfall ist eine Erstverschlimmerung natürlich absolut unerwünscht. Aber keine Angst, auch wenn exakt das passende Mittel gewählt wurde, so wird es in einem Notfall nicht zu einer Erstverschlimmerung kommen. Je akuter eine Erkrankung ist, desto schneller tritt die heilende Wirkung der homöopathischen Mittel ein. Ein Notfall ist wohl die akuteste Form einer Erkrankung. Aus diesem Grund werden beim Einsatz von homöopathischen Mitteln in einem Notfall auch keine Erstverschlimmerungen beobachtet.

Leitsymptome:
Als Leitsymptome werden in der Homöopathie die prägnantesten Symptome eines Mittels bezeichnet. Die Symptome, die einen – zumindest in einem Notfall – sicher zum richtigen Mittel führen.

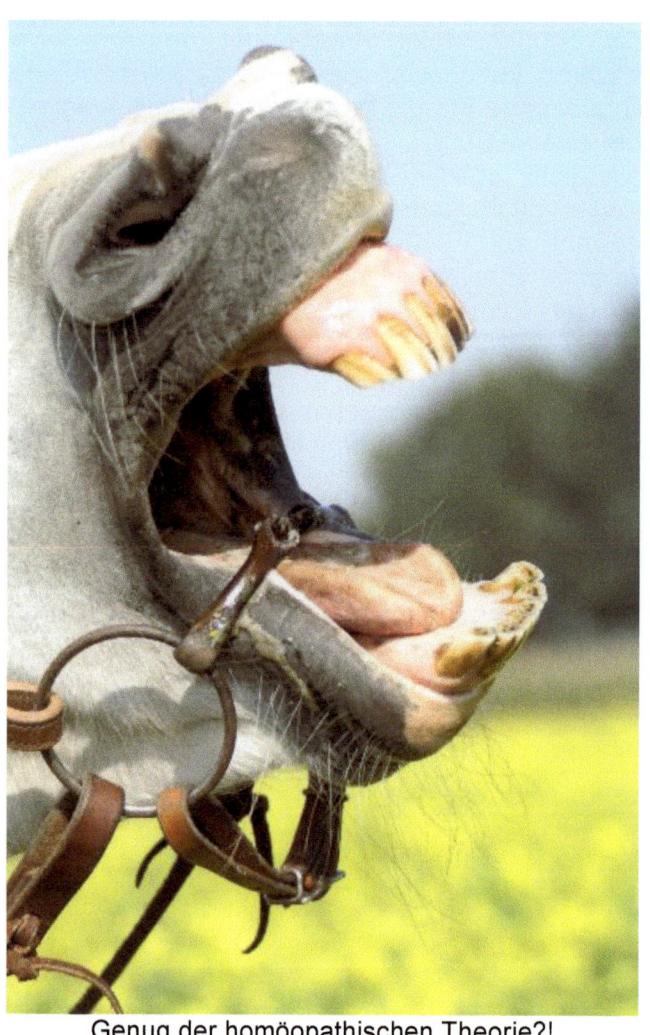
Genug der homöopathischen Theorie?!

II Was ist ein Notfall?

Notfälle sind alle Situationen, in denen Gefahr für Leib und Leben des Lebewesens besteht. Ein Notfall kann dabei eine schwere Verletzung in Folge eines Unfalls, eine Vergiftung oder eine lebensbedrohliche Erkrankung sein. Bei einem Notfall treten oft zusätzlich Störungen des Bewusstseins, der Atmung und vor allem des Kreislaufs auf.

In Notfällen ist immer schnelle Hilfe erforderlich. **Es sollte immer so schnell wie möglich ein Tierarzt hinzugezogen werden!**

Auch ist es wichtig, dass bis zum Eintreffen des Tierarztes die richtigen Maßnahmen getroffen werden, um vor allem den Kreislauf des Tieres zu stabilisieren und eine gute und erfolgreiche Weiterbehandlung zu ermöglichen.

Die Homöopathie bietet die Möglichkeit, die akuten Symptome zu lindern und ebnet den Weg für eine weitere Behandlung und Ausheilung.

Im Folgenden werde ich zwischen zwei grundsätzlichen Notfallarten unterscheiden. Zum einen den Notfällen, die direkt aus Unfällen oder durch äußere Einwirkungen heraus resultieren und zum anderen den Notfällen, die aus einer Erkrankung heraus entstehen.

Ein grundsätzlich gutes Mittel, welches bei allen Notfällen zum Einsatz kommen kann und sollte sind die „**Bach**[1] **– Notfalltropfen** (Rescue Remedy®)", die es mittlerweile auch als Globuli oder Tabletten in den Apotheken zu kaufen gibt. Die Wirkungsweise der Bach – Blüten liegt vor allem im psychischen Bereich. Die Verabreichung der Notfalltropfen hilft dem Organismus, mit den bei einem Notfall immer eintretenden psychischen Belastungen klar zu kommen und kann das Einsetzen von Schocksymptomen verhindern.

Im Notfall gelten immer drei allgemeine Grundsätze:

1. **Ruhe bewahren!**
2. **Die eigene Sicherheit geht immer vor!**
3. ***selber Bach-Notfalltropfen nehmen, zur eigenen Beruhigung***

---

[1] Bach-Blütentherapie ist ein eingetragenes Warenzeichen und gesetzlich geschützt.

III Normwerte des Pferdes

Um erkennen zu können, ob ein Pferd krank ist, ist es auch wichtig, die normalen Werte eines Pferdes zu kennen, also die Normwerte wie Körpertemperatur, Ruhepuls und Atmung.

Puls: 36 – 42 Schläge pro Minute
Atemfrequenz: 8 – 16 Atemzüge pro Minute
Temperatur: 37,8 – 38,2 °C

Diese Werte werden auch als PAT bezeichnet und spielen zum Beispiel in der Distanzreiterei eine große Rolle.
Es ist wichtig, die Werte des eigenen Pferdes im gesunden Zustand zu kennen. Deshalb sollte jeder Pferdehalter sich ruhig einmal die Mühe machen und diese Werte beim eigenen Pferd ermitteln und festhalten. Die Normwerte des eigenen Pferdes gehören mit in den Notfallkoffer.

IV Die allgemeine Stallapotheke

Um in einem Notfall auch wirklich richtig handeln zu können, sollten einige allgemeine Mittel in einer Stallapotheke immer zur Verfügung stehen.

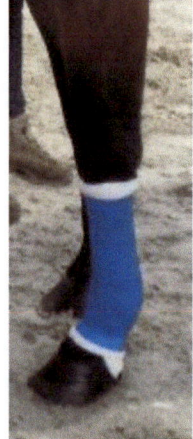
Verband am Pferdebein

Für die Stallapotheke eignet sich besonders gut ein ausrangierter Erste-Hilfe-Kasten aus dem Auto. Im Auto müssen diese Kästen in regelmäßigen Zeitabständen ausgewechselt werden (s. Haltbarkeitsdatum auf dem Kasten). Der Inhalt ist aber immer noch vollkommen ausreichend, um zum Beispiel die Grundlage für einen Stall–Erste–Hilfe–Kasten (Stallapotheke) zu bilden.

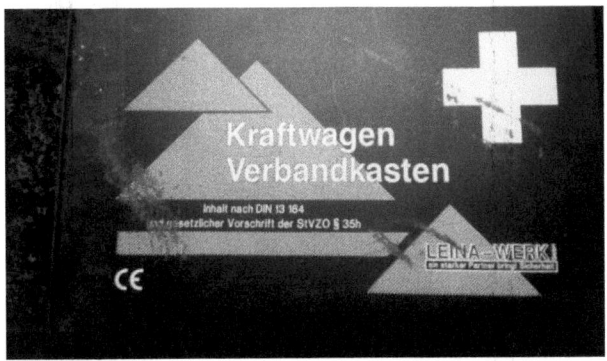

Alter KFZ Verbandskasten als Stallapotheke

In eine Stallapotheke gehören auf jeden Fall folgende Dinge:

- Bandage
- Desinfektionsmittel
- Dreieckstuch
- Einmalhandschuhe
- elastische Bandagen
- Evtl. Nasenbremse
- Fieberthermometer
- Kühl- und Wärmepackung
- Leukoplast
- 2 Rettungsdecken
- Schere mit abgerundeten Spitzen
- Sicherheitsnadeln
- Traumeel® als Salbe und als Tabletten
- Wichtige Telefonnummern (Tierarzt, Hufschmied, ggf. eigene Rufnummer)
- Wundauflage
- Zink-Lebertran-Salbe

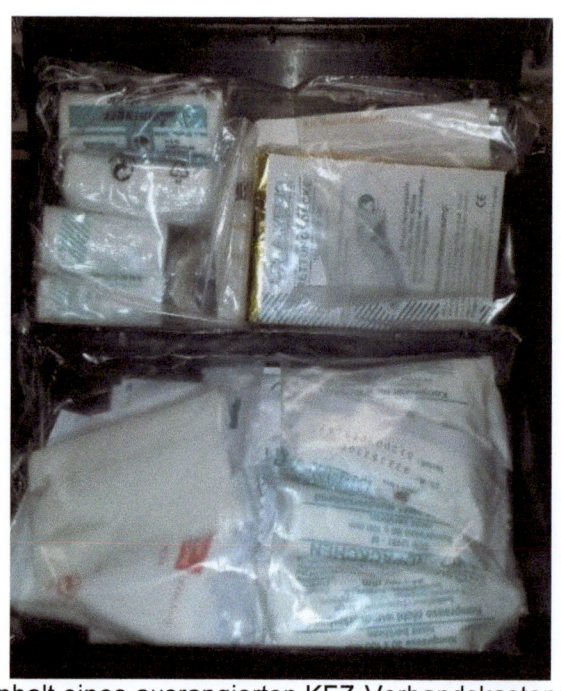
Inhalt eines ausrangierten KFZ-Verbandskastens

Es gibt nichts Besseres um einen Organismus warm zu halten, als die speziellen Rettungsdecken. Das Pferd als Fluchttier sollte frühzeitig an dieses Material gewöhnt werden und lernen, mit einer solchen Decke zugedeckt zu werden. Dann kann diese Decke bei einem wirklichen Notfall hervorragend eingesetzt werden, um das Pferd warm zu halten. Also einfach mal in die Gelassenheitsarbeit einbeziehen.

V Anwendung von Homöopathika in Notfällen

Zur Anwendung, besonders in Notfällen bei Menschen und Tieren, haben sich vor allem Globuli bewährt. In einem Notfall sollten 5 Globuli alle 5 bis 10 Minuten verabreicht werden. Dies sollte so lange geschehen, bis eine deutliche Besserung eintritt oder bis zum Eintreffen des Tierarztes. Maximal sollte das jeweilige homöopathische Arzneimittel jedoch eine Stunde lang gegeben werden. Sollte bis dahin keine Besserung eingetreten sein, dann sollte nach Möglichkeit bereits ein Tierarzt vor Ort sein.

Generell gilt, je akuter und lebensbedrohlicher ein Zustand ist, desto häufiger sollte das entsprechende Mittel gegeben werden. Bei Besserung der Beschwerden, Mittel absetzen, ggf. erneut anwenden, sollten die Beschwerden wieder auftreten.

Für die homöopathische Stallapotheke haben sich kleine Taschenapotheken mit 1,5g Röhrchen bewährt.

VI Notfälle durch Unfälle bzw. äußere Einwirkungen

1. Hitzschlag bzw. Sonnenstich und Sonnenbrand

Hitzschlag / Sonnenstich

Hitzschlag kommt bei Pferden eher selten vor. Kann aber in heißen Sommern durchaus auftreten, wenn die Tiere nicht die Möglichkeit haben, einen Schattenplatz aufzusuchen oder nicht genug Flüssigkeit aufnehmen können. Die Verwendung von zu dichtmaschigen Fliegendecken auf Ausritten kann auch zu einem Hitzschlag führen, da es zu einem Hitzestau unter der Decke kommt. In diesem Fall ist die erste Maßnahme, die Fliegendecke abzunehmen.

Symptome sind Benommenheit, Unruhe, heißer Kopf, ggf. heißer trockener Körper und kalte Extremitäten, die Augen können Blutunterlaufen sein, Pulsation in der Halsschlagader, Schwäche, Taumeln, Atemstörungen.

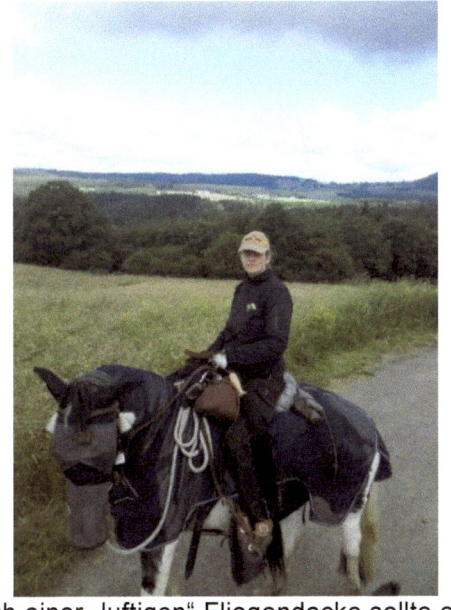

Mit solch einer „luftigen" Fliegendecke sollte es keine Probleme geben.

<u>Hitzschlag / Sonnenstich – Allgemeine Maßnahmen</u>
- Tier in den Schatten bringen.
- Ggf. Tierarzt rufen.
- Ausreichend Wasser zur Verfügung stellen.
- Den Körper vorsichtig und vor allem langsam abkühlen, am besten mit einem Wasserschlauch – **aber Vorsicht vor zu schneller oder gar zu weiter Abkühlung, es darf auch nicht zu einer Untertemperatur kommen!** Das Tier darf

keine Unterkühlung bekommen. Es soll wieder auf Normaltemperatur gebracht werden. Immer von unten nach oben und von vorne nach hinten abkühlen. Auf der linken – der Herzseite – beginnen.

<u>Hitzschlag / Sonnenstich – Homöopathische Maßnahmen</u>
- **Aconitum napellus D 12:** große Unruhe und Todesangst, Blässe der Schleimhäute in Maul und Auge, trockene Haut
- **Belladonna D 12:** Hitze des Kopfes, kalte Extremitäten, Pulsation, weite Pupillen, glänzende Augen, stark pulsierende Halsschlagader, trockene Haut
- **Veratrum album D 12:** Kollaps, Kalter Körper und kalter Schweiß

Sonnenbrand
Kommt vor allem bei Pferden mit hellen rosafarbenen Nüstern / großen Blessen vor. Die verbrannte Haut ist rot und krustig und beginnt sich zu „pellen". Es können sich auch nässende Bläschen bilden.

Sonnenbrand – Allgemeine Maßnahmen
- Bei Sonnenbrand empfiehlt Chancrin[2] das direkte Auftragen von Essig als alleinigem Mittel.
- Es muss dem Pferd möglich sein, ständig Schatten aufsuchen zu können.
- Eine Fliegenmaske mit Nasenschutz kann ggf. helfen.

Sonnenbrand – Homöopathische Maßnahmen
- **Arnica montana D 12:** ist das erste Mittel bei jeder Art von Verletzungen (auch bei Sonnenbrand), Blutstillung und Wundheilung, Verletzungsschock, Wundschmerz
- **Cantharis D 12:** Leitsymptom sind die brennenden Schmerzen, es bilden sich größere Brandblasen, das Tier ist unruhig
- **Causticum Hahnemanni D 12:** lindert schnell die Schmerzen

2. Insektenstich außer Biene

Meist ist hierbei die Hinzuziehung eines Tierarztes nicht unbedingt erforderlich. Ein Tierarzt muss aber unbedingt gerufen werden, wenn sich der Insektenstich im Bereich des Mauls (schlimmsten Falls sogar im Maul) oder im Bereich der Nüstern oder der Augen befindet. Auch sollte ein Tierarzt gerufen werden, sollte es zu

---

[2] Chancrin, Homöopathische Erste Hilfe, S. 42

einer allergischen Reaktion des Tieres auf den Insektenstich kommen. Also, wenn der Stich extrem stark anschwillt und / oder das Allgemeinbefinden des Tieres gestört ist.

Insektenstich – Allgemeine Maßnahmen
- kühle Auflage mit einem feuchten Tuch (bewährt hat sich: 5 Globuli **Apis mellifica D 12** aufzulösen und dieses Wasser mit einem Tuch auf die betroffenen Stelle zu legen.)

Insektenstich – Homöopathische Maßnahmen
- **Apis mellifica D 12:** ½ Stunde lang alle 5 - 10 Minuten 5 Globuli, ist das Standardmittel bei Insektenstichen, sollte aber nicht bei Bienenstichen angewendet werden (obwohl hier die Lehrbücher durchaus unterschiedlicher Meinung sind), Leitsymptome sind: Schwellung, Rötung, Hitze
- **Apis mellifica D 12:** 5 Globulis in einem Glas Wasser auflösen (mit einem Kunststofflöffel umrühren), Taschentuch eintauchen und auf die betroffene Stelle legen
- **Ledum palustre D 12:** kann bei allen Stichverletzungen (also auch bei allen Insektenstichen) angewendet werden

3. **Insektenstich – Bienenstich**
Bienenstich – Allgemeine Maßnahmen
- Stachel entfernen

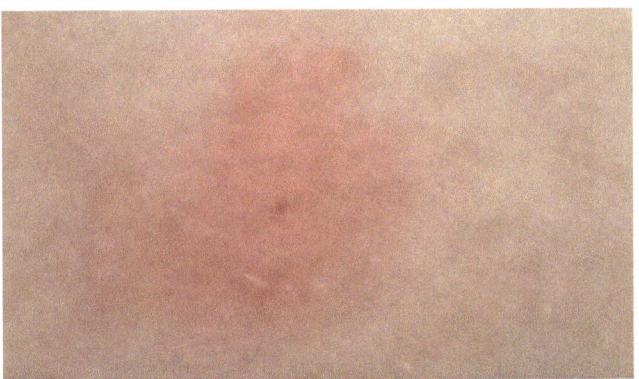

Bienenstich beim Mensch – Einstichstelle und deutliche Rötung, leicht geschwollen

Bienenstich – Homöopathische Maßnahmen
- **Ledum palustre D 12:** bei allen Stichverletzungen
- **Vespa crabro D 12:** hat ähnliche Leitsymptome wie Apis mellifica, ist aber eben das Gift einer Hornisse und nicht der einer Biene

4. Insektenstich – Anaphylaktischer Schock

In Folge eines Insektenstiches kann es sofort zu einer heftigen allergischen Reaktion, dem so genannten „Anaphylaktischen Schock", kommen. Symptome sind:
- erschwerte Atmung
- Unruhe
- Bläuliche Hautverfärbung, vor allem der sichtbaren Schleimhäute
- Husten
- Ggf. Bewusstlosigkeit
- Schwäche

Anaphylaktischer Schock – Maßnahmen allgemein
- **Tierarzt rufen**
- Warm halten
- Ruhig halten

Anaphylaktischer Schock – Homöopathische Maßnahmen
- **Arsenicum album D 12:** große Unruhe und Schwäche
- **Aconitum napellus D 12:** als erstes Schockmittel
- **Apis mellifica D 12:** allergischer Schock nach Insektenstichen, Atemnot
- **Veratrum album D 12:** zur Stabilisierung des Kreislaufs
- **Vespa crabro D 12:** bei allergischem Schock nach Insektenstichen

5. Kreislaufversagen

Ein Kreislaufversagen kann in Folge von verschiedenen anderen Faktoren ausgelöst werden. Es ist oft ein Begleitsymptom einer Verletzung oder Erkrankung. **Das Versagen des Kreislaufes ist eine lebensbedrohliche Situation und hier ist sofortige Hilfe notwendig. Es sollte immer ein Tierarzt gerufen werden!**
Symptome sind:
- Kälte des Körpers
- Schwacher Puls
- Blasse Schleimhäute
- Schwäche

Kreislaufversagen – Allgemeine Maßnahmen
- **Tierarzt rufen!**
- Ursache behandeln (z.B. Wundversorgung)
- Warm halten
- Unter ständiger Beobachtung halten

Kreislaufversagen – Homöopathische Maßnahmen
- **Veratrum album D 12:** ist das erste Mittel zur Stabilisierung des Kreislaufs, Leitsymptome sind: kalter Schweiß, große Schwäche
- **Carbo vegetabilis D 12:** Atemnot

6. Schlundverstopfung

Schlundverstopfung – Symptome
- lebensbedrohliche Situation
- Fremdkörper, z.B. Futterpartikel bleiben im Schlund (Hals) des Pferdes stecken
- die Muskulatur der Speiseröhre verkrampft sich
- der Fremdkörper kann nicht mehr abgeschluckt werden.
- starkes Husten
- Speicheln
- Scharren
- mit dem Kopf schlagen
- Panikausbruch
- Austritt aus Nase und Maul von meist schaumigem Speichel, der oft mit Speiseresten vermengt ist
- Tiefhalten des Kopfes
- Kreislaufprobleme bei länger anhaltender Schlundverstopfung
- Anschwellen der Atemwege oder sogar Verstopfung dieser mit daraus resultierenden Atembeschwerden und Steigerung der Atemfrequenz
- Schwitzen

Schlundverstopfung – Maßnahmen allgemein
- **Tierarzt rufen**
- evtl. Eindecken bei Kreislaufproblemen

Schlundverstopfung – homöopathische Maßnahmen
- **Veratrum album D 12:** zur Unterstützung des Kreislaufes 5 Globuli alle 5 Minuten bis Besserung eintritt, max. 1 Stunde lang geben oder bis der Tierarzt eintrifft.
- **Aconitum napellus C 30:** Angst, große Unruhe
- **Opium C 30:** Kollapszustand, Teilnahmslosigkeit, enge Pupillen

7. Schock
Schock – Symptome
- Teilnahmslosigkeit
- kalter Schweiß
- flache Atmung
- kalte Haut
- Untertemperatur
- Blutdruckabfall
- Unruhe
- Nervosität
- Angst
- Erweiterte oder verengte Pupillen
- Frieren
- Zittern
- Blasse Schleimhäute
- Schwere Schockzustände können zum Koma führen

Schock – Maßnahmen allgemein
- **Tierarzt rufen**
- Warm halten (Decke auflegen); am Besten in Rettungsdecke einwickeln, sofern das Pferd an diese Decke vorher gewöhnt worden ist – auf keinen Fall zusätzlichen Stress verursachen!
- Das Pferd unbedingt beaufsichtigen
- Nach Möglichkeit in gewohnter Umgebung belassen

Schock – homöopathische Maßnahmen
- **Aconitum napellus C 30:** erstes Schockmittel überhaupt, Schock durch Schreck, kann sämtliche Schockfolgen verhindern und das Tier schnell aus dem Schockzustand herausholen; verhindert Kreislaufversagen; löst Angstzustände auf
- **Arnica montana C 30:** zweites Schockmittel und wichtigstes Schockmittel bei Verletzungen, sollte zusammen mit Aconitum gegeben werden
- **Opium C 30:** drittes Schockmittel, sollte zusammen mit Aconitum und Arnica gegeben werden; löst Apathien auf
- **Carbo vegetabilis D 12:** ist angezeigt bei Kollapszuständen, die drohen ins Koma zu fallen; stabilisiert den Kreislauf

- **Veratrum album D 12:** bei Kreislaufkollaps in Folge eines Schocks, Leitsymptom ist hier kalter Schweiß; stabilisiert den Kreislauf

8. Verbrennungen

Verbrennungen gibt es in drei verschiedenen Schweregraden. Je nach betroffenem Hautbezirk und Tiefe des zerstörten Gewebes entstehen unterschiedlich schwere Hautschädigungen. Alle Verbrennungen sind äußerst schmerzhaft. Auf Verbrennungen können verschiedene Begleiterscheinungen folgen (Schock, Krämpfe, Bewusstseinsstörungen, Durchfall, Kollaps etc.). Es gilt in jedem Fall, sowohl die Schmerzen zu lindern, als auch die betroffene Haut schnell und ohne große Narbenbildung zu heilen.

Verbrennungen – allgemeine Maßnahmen
- Mit kaltem Wasser spülen – aber Achtung: der Schmerz kehrt zurück, sobald die betäubende Wirkung des kalten Wassers nachlässt!
- Bewährt hat sich nach Ravi Roy[3] die Behandlung mit Essig. Danach gibt man entweder Essig (unverdünnter Essig, keine Essigessenz) direkt oder in Essig getränkte Tücher auf die verbrannte Stelle. Die Behandlung ist zu wiederholen,

---

[3] Ravi Roy, Homöopathischer Ratgeber bei Notfällen, S. 33

sobald die Schmerzen zurückkehren. Eine frühzeitige Behandlung mit Essig kann eine spätere Narbenbildung verhindern.[4]
- Dr. Walter Glück empfiehlt die Essigbehandlung mit warmen Tüchern.[5]
- Brandwundenauflage
- Je nach Schwere und Lage der Verbrennung unbedingt einen Tierarzt rufen

Verbrennungen – Homöopathische Maßnahmen
- **Arnica montana D 12:** erstes allgemeines Verletzungsmittel
- **Cantharis D 12:** Leitsymptom sind die brennenden Schmerzen, es bilden sich größere Brandblasen, das Tier ist unruhig
- **Causticum Hahnemanni D 12:** lindert schnell die Schmerzen und kann die Folgeerscheinung „Durchfall" verhindern

9. Verletzungen
Stumpfe Verletzungen

Stumpfe Verletzungen sind beim Tier meist nur sehr schwer zu erkennen. Sie äußern sich meist durch Schmerzsymptome wie Lahmheiten oder Ausweichverhalten. Stumpfe Verletzungen (Blutergüsse) sind meist äußerst schmerzhaft.

---

[4] Chancrin, Homöopathische Erste Hilfe, S. 40
[5] Dr. med. Walter Glück, Homöopathische Notfallapotheke, S. 240

Stumpfe Verletzungen – allgemeine Maßnahmen
- kühlen mit kaltem Wasser oder einer Kältekompresse (hier die Kompresse nicht direkt auflegen; um mögliche Erfrierungen zu vermeiden, sollte immer ein Handtuch zwischen Haut und Kompresse gelegt werden)

Stumpfe Verletzungen – Homöopathische Maßnahmen
- **Arnica montana D 12:** als erstes Verletzungsmittel, baut schnell den Bluterguss ab und lindert die Schmerzen
- **Traumeel®** – kann sowohl als Salbe auf die betroffene Stelle aufgetragen, wie auch innerlich verabreicht werden

Hinweis: Traumeel® ist ein registriertes homöopathisches Arzneimittel der Firma Heel® (Biologische Heilmittel Heel GmbH, Dr.-Reckeweg-Straße 2-4, 76532 Baden-Baden, www.heel.de). Taumeel® gibt es als Tabletten, Salbe, Ampullen und Tropfen. Es handelt sich um ein Komplexmittel, d.h. es beinhaltet mehrere homöopathische Einzelmittel.

Scharfe bzw. offene Verletzungen – Wunden
Offene Wunden entstehen durch äußere Einwirkungen. Jedoch können Unterschiede in der Art der Verletzung liegen; so gibt es Schnittwunden, Riss- oder Stichwunden. Auch die Blutungsintensität ist je nach Verletzungsart unterschied-

lich. Besonders kritisch sind großflächige und tiefe Verletzungen. Diese müssen zumeist vom Tierarzt genäht werden.

<u>Arterielle Blutungen:</u>
Ein **sofortiges Handeln** erfordern auch arterielle Verletzungen. Bei diesen Verletzungen kommt es zu einer stoßweisen Blutung. Es kann hier sehr schnell zu einem hohen Blutverlust mit den entsprechenden schwerwiegenden Folgen kommen. Auch kann eine Körperregion evtl. nicht mehr ausreichend mit Blut versorgt werden und in Folge dessen absterben. In diesen Fällen muss unbedingt ein Tierarzt gerufen werden. Drauf hinweisen: **„Dies ist ein Notfall!"**

<u>Symptome:</u>
- starke hellrote Blutungen
- Das Blut spritz stoßweise (mit dem Pulsschlag) aus der Wunde

Im Gegensatz dazu sind venöse Blutungen durch dickes, langsam fließendes Blut zu erkennen.

<u>Wunden - Maßnahmen allgemein</u>
- Wundversorgung
- je nach Schwere, Art und Lage der Verletzung sollte ein Tierarzt gerufen werden.
- Bei arteriellen Blutungen muss die Blutung so schnell wie möglich gestoppt werden. Dafür sollte ein Druckverband angelegt werden, oder bei sehr großen

Gefäßen und hohem schnellem Blutverlust sollte abgebunden werden; in jedem Fall muss bei einer arteriellen Verletzung ein Tierarzt gerufen werden.

Wunden - Homöopathische Maßnahmen
- **Arnica montana D 12:** ist das erste Mittel bei jeder Art von Verletzung, Blutstillung und Wundheilung, Verletzungsschock, Wundschmerz
- **Ledum palustre D 12:** wenn es sich um eine Stichverletzung handelt
- **Staphisagria C 30:** bei arteriellen Blutungen; kann arterielle Blutungen zu stoppen – Achtung! arterielle Blutungen müssen auf jeden Fall gestoppt werden
- **Staphisagria D 12:** bei Schnittverletzungen
- **China officinalis D 12:** wenn es bereits zu einem hohen Blutverlust gekommen ist; Leitsymptom ist Säfteverlust und Entkräftung
- **Traumeel®** – innerlich als Tabletten

Wunden – Hinweise
Durch offene Wunden können eine Vielzahl von Krankheitserregern in den Körper gelangen. Besonders gefährlich sind auch für Pferde die Erreger einer Tetanie. Dagegen kann jeder sich selber aber auch sein Pferd vorbeugend durch regelmäßige Tetanusimpfungen schützen. Auf diesen wirksamen Schutz zu verzichten ist

schlicht weg grob Fahrlässig. Wer ein Pferd qualvoll an einer Tetanie hat verenden sehen, wird dies verstehen. Allen anderen sollte diese Erfahrung erspart bleiben!

10. Verletzungen der Augen
Augenverletzungen – Allgemeine Maßnahmen
- es sollte unbedingt immer ein Tierarzt zu Rate gezogen werden!
- Auf keinen Fall Selbstbehandlung mit Kamillenspülungen oder Kamillenextrakten!
- Auf keinen Fall direkt am Auge Traumeel® einsetzen!

Augenverletzungen – Homöopathische Maßnahmen
- **Arnica montana D 12:** Hauptmittel bei Verletzungen jeglicher Art
- **Euphrasia officinale D 12:** zunächst alle 10 Minuten über einen Zeitraum von 30 Minuten, dann 3 Tage lang, morgens und abends 5 Globuli
- **Euphrasia officinale D3:** Augentropfen 3 Tage lang morgens und abends 3 Tropfen ins betroffene Auge
- **Ledum palustre D 12:** Augenverletzungen mit starkem Bluterguss, Stichverletzungen der Augen

11. Vergiftungen

Ganz wichtig ist die Frage „**was und wie viel hat das Pferde aufgenommen?**"! Vergiftungen gehen oft mit schweren Begleitsymptomen, wie Schock, Kreislaufversagen, Kolik, Krämpfe, schwankender Gang etc. einher.

Vergiftungen – Allgemeine Maßnahmen
- **Tierarzt rufen**
- Ermitteln, was das Tier aufgenommen hat
- Warm halten
- Begleitsymptome behandeln – vor allem Kreislauf stabilisieren
- Vermutlich muss das Tier in eine Klinik gebracht werden, es sollte alles für einen Transport vorbereitet werden

Giftpflanzen (Beispiele nicht abschließend!):
- *Eibe:* - tödliche Dosis für das Pferd liegt schon bei 100 – 200 Gramm, Kreislaufbeschwerden, Schweißausbruch, Schwanken, Krämpfe, Zittern, Kollaps, der Tod tritt durch Herzversagen ein
- *Thuja:* – Lebensbaum: wird von Pferden nur selten gefressen, erst relativ große Mengen führen zu starken Vergiftungssymptomen und letztlich zum Tod - Gefahr besteht durch Gartenabfälle.
- *Jakobs-Kreuzkraut*: - behält seine hohe Giftigkeit auch im Heu, schon relativ ge-

ringe Mengen führen zum Tod durch Zerstörung der Leber

Vergiftungen – Homöopathische Maßnahmen
- **Arsenicum album D 12:** ist das Hauptmittel bei allen Futtermittelvergiftungen (speziell eigentlich bei Lebensmittelvergiftungen durch Fisch – aber dies ist bei Pferden eher unwahrscheinlich), große Unruhe und großer Durst
- **Aconitum napellus D 12:** wenn ein Schockzustand vorliegt
- **Nux vomica D 12:** als allgemeines Entgiftungsmittel – beim Pferd ist zu beachten, dass dieses nicht Erbrechen kann, es kann aber zu Durchfall als Reaktion auf die Vergiftung kommen, auch hier kann Nux vomica sehr hilfreich sein.
- **Veratrum album D 12:** bei drohendem Kreislaufversagen, Kollapszustand

VII Notfälle durch Erkrankungen

1. Hufrehe
Die Hufrehe ist eine Entzündung der Huflederhaut.

Hufrehe - Symptome
Hufrehe tritt klassisch als Futterrehe auf, kann aber auch als Reaktion auf eine Vergiftung als toxische Rehe oder nach einer Geburt als Ge-

burtsrehe auftreten. Die Behandlung im Akutfall unterscheidet sich bei allen drei Rehe - Formen nicht.

Symptome:
- erhöhte Temperatur des Hufes und des Kronrandes
- Kronrand kann leicht geschwollen sein
- Pulsation der Zehenarterie; fühlbar am Kronrand und hinten an der Fessel des betroffenen Beines
- verlangsamter, klammer, steifer Gang, Schritte sind kurz und verzögert bis hin zur Bewegungsunfähigkeit
- Steifigkeit und Bewegungsunlust vor allem auch in engen Wendungen
- Druck auf die Sohle führt zu Abwehrreaktion
- typische Rehehaltung: alle vier Beine werden nach vorne bzw. der Körper nach hinten geschoben. Dadurch wird die empfindliche Zehe entlastet

Hufrehe – Maßnahmen allgemein
- **Sofort den Tierarzt rufen!!!**
- Hufe kühlen; am besten wird das Pferd in einen kleinen Bach mit leichtem Wasserfluss gestellt; sofern das Pferd es zulässt sollten die Hufe in Eimer mit kaltem Wasser gestellt oder zumindest mit einem Schlauch mit kaltem Wasser gekühlt werden

- Das Pferd sollte nach Möglichkeit nicht bewegt werden

Hufrehe – homöopathische Maßnahmen
- **Belladonna D 12:** alle 5 - 10 Minuten je 5 Globuli bis zum Eintreffen des Tierarztes; danach 3 Tage lang 2 – 3 mal täglich 5 Globuli – charakteristisch für Belladonna sind die pochenden Arterien, der volle und schnelle Puls; wenn man im Akutstadium in den Huf sehen würde, so würde sich die entzündete Region rot und heiß zeigen. Die äußere Temperatur des Hufes ist deutlich erhöht.
- **Nux vomica D 12:** alle 10 Minuten je 5 Globuli bis zum Eintreffen des Tierarztes; danach 3 Tage lang 2 – 3 mal täglich 5 Globuli; greift bei der Hufrehe vor allem als Entgiftungsmittel; es sorgt dafür, dass die Giftstoffe abgebaut und abtransportiert werden;

Hufrehe – Hinweise:
- Ein Tierheilpraktiker und ein guter Hufschmied oder Hufpfleger sollten zur weiteren Therapie und Ausheilung hinzugezogen werden.
- Hufrehe lässt sich im Anschluss an die Akuttherapie sehr gut homöopathisch behandeln.
- Wichtig ist das möglichst frühzeitige Erkennen und entsprechende Handeln; ei-

ne frühzeitig erkannte und behandelte Rehe ist grundsätzlich heilbar.
- Bei einer normalen Futterrehe müssen die Haltungs- und Fütterungsbedingungen auf jeden Fall verändert werden.

2. Kolik
Kolik – Symptome
- Schweißausbruch
- Unruhe
- Pferde wollen sich hinlegen und wälzen
- Flehmen
- Umschauen zum Bauch hin
- Unter den Bauch schlagen mit den Hinterbeinen
- Verweigerung der Futteraufnahme
- Häufig ist das Pferd „aufgezogen", das heißt die Muskulatur um den Bauchraum verkrampft und zieht sich nach oben.

Bei stärkeren Schmerzen:
- aufgerissene Augen
- stoßweise Atmung
- kalter Schweiß

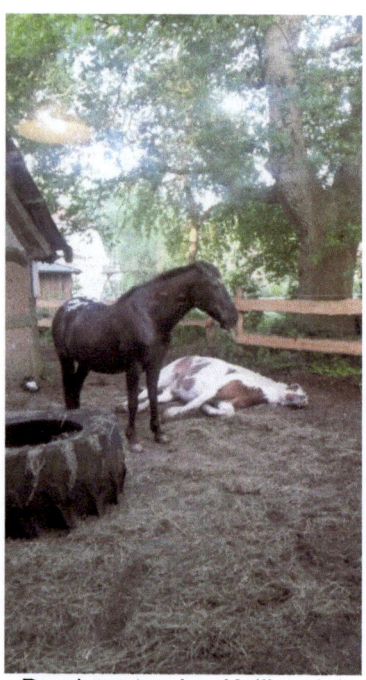

Das könnte eine Kolik sein!

Kolik – Maßnahmen allgemein
- **Tierarzt rufen!!!**
- Pferd eindecken und warm halten
- Pferd in Bewegung halten (Führen im Schritt)
- nach neueren Erkenntnissen soll das Wälzen erlaubt werden, aber Kreislauf beachten, das Pferd sollte nicht zum Festliegen kommen
- Nicht fressen oder trinken lassen

- Zugfahrzeug und Anhänger organisieren, falls das Pferd in die Klinik gebracht werden muss
- Koliknotfallpunkt drücken (Der Punkt ist ein so genannter Extrapunkt aus der Akupunktur; er befindet sich auf der rechten Seite in der Mitte zwischen dem vorderen Rand des Oberschenkelknochens und der letzten Rippe – dieser Punkt kann den Blinddarm entkrampfen)
- bei starken Kreislaufproblemen kann zusätzlich noch der allgemeine Kreislauf-Notfall-Punkt an der Schweifspitze gedrückt werden

Kolik – homöopathische Maßnahmen
- **Colocynthis D 12:** alle 5 bis 10 Minuten je 5 Globuli bis zum Eintreffen des Tierarztes oder bis zur Besserung der Symptome
- **Nux vomica D 12:** alle 5 bis 10 Minuten je 5 Globuli bis zum Eintreffen des Tierarztes oder bis zur Besserung der Symptome
- **Veratrum album D 12:** alle 10 Minuten je 5 Globuli zur Stabilisierung des Kreislaufes

Auch nach Besserung der Symptome sollte auf jeden Fall der Tierarzt konsultiert werden.

Kolik – Hinweise
- Fütterung und Haltung überdenken, wenn häufiger Koliken auftreten.
- Bei Pferden, die zu Koliken neigen kann ein Tierheilpraktiker mit einer ganzheitlichen Therapie helfen, einem weiteren Kolikanfall vorzubeugen.

3. Kreuzverschlag
Kreuzverschlag – Symptome
- Es handelt sich dabei um eine Entzündung der Rückenmuskulatur, die mit starken Schmerzen verbunden ist, vergleichbar mit einem sehr schweren Muskelkater.
- plötzliches Auftreten der Symptome bei körperlichen Belastungen
- starkes Schwitzen
- will sich nicht mehr bewegen
- Sägebockstellung – der Rücken wird nach oben durchgedrückt, die Vorderbeine werden nach vorne und die Hinterbeine nach hinten ausgestellt
- schwere Fälle versuchen sich hinzulegen
- erhöhte Herzfrequenz
- es kann Fieber auftreten
- verhärtete Muskulatur vor allem im Rückenbereich und auf der Kruppe
- es kommt zu einer rötlich-braunen Verfärbung des Urins

Kreuzverschlag – Maßnahmen allgemein
- **Tierarzt rufen**
- Pferd auf gar keinen Fall weiter bewegen
- Auf einem Ausritt, Tierarzt an Ort und Stelle bestellen oder Pferd mit einem Anhänger abtransportieren
- Eindecken, die Rücken- und Kruppenmuskulatur muss warm gehalten werden

Kreuzverschlag – homöopathische Maßnahmen
- **Arnica D 12:** alle 5 bis 10 Minuten je 5 Globuli bis zum Eintreffen des Tierarztes

Kreuzverschlag – Hinweise
- wird auch als Feiertagserkrankung bezeichnet
- als Vorbeugung Fütterung an Ruhetagen reduzieren.

4. Fieber

Fieber an sich ist keine eigentliche Erkrankung, sondern eine Reaktion des Körpers auf eine Erkrankung oder Verletzung. Der Körper wehrt sich gegen eingedrungene Krankheitserreger. Fieber ist aus diesem Grunde grundsätzlich eher eine positive Sache, die zunächst keiner Behandlung bedarf. Es muss aber immer nach der Ursache des Fiebers geschaut werden. Hier kann und sollte unterstützend eingegriffen werden. Hohes Fieber oder auch lange anhaltendes Fieber kann aber für den Organismus lebensbedrohlich werden und sollte deshalb behandelt werden. Hier eignet sich die Homöopathie besonders, da sie das Fieber nicht unterdrückt, sondern dem Körper hilft, mittels der Körpereigenen Abwehr, sich selber zu heilen.

Fieber – Symptome
- deutlich warme bis heiße Ohren
- Abgeschlafftheit
- glasiger Blick
- Temperatur über 38,5 °C

Fieber – Maßnahmen allgemein
- Fieber ist eine Reaktion des Körpers auf eine innere Erkrankung
- Die Ursache des Fiebers muss geklärt werden
- Sollte das Fieber anhalten oder sogar steigen, so ist auf jeden Fall ein Tierarzt zu rufen
- Eindecken und warm halten
- ausreichend Flüssigkeit zur Verfügung stellen
- Kreislauf beobachten
- Bei hohem Fieber kann es zu lebensbedrohlichen Situationen kommen und es sollte in jedem Fall ein Tierarzt gerufen werden!!!

Fieber – homöopathische Maßnahmen
- **Aconitum napellus D 12:** – gilt als das erste Mittel bei Fieber, vor allem bei Fieber, welches plötzlich auftritt;

alle 10 Minuten 5 Globuli, über ca. 45 Minuten oder bis die Temperatur deutlich sinkt und sich das Allgemeinbefinden bessert; sollte nach 45 Minuten keine Besserung eintreten, so kann es mit folgenden Mitteln versucht werden:
- **Belladonna D 12:** im Abstand von 10 Minuten 2 Gaben mit jeweils 5 Globuli
- **Ferrum phosphoricum D 12:** kommt bei leichterem Fieber zum Einsatz

VIII Weitere nützliche Mittel bei kleineren Erkrankungen

1. Heimweh

Durch Stall-, Herden- oder Besitzerwechsel oder durch Verlust eines Kumpels kann es sowohl zu psychischen Symptomen, wie auch zu körperlichen kommen. Das Pferd ist apathisch, traurig, will nicht richtig fressen.
- **Ignatia C 30:** sollte nach Möglichkeit bereits kurz vor Eintreten einer solchen Situation gegeben werden. Dies erleichtert dem Tier die Umstellung und kann Heimweh-Symptome vermeiden. Ignatia hilft dem Tier, sich mit der neuen Situation besser zu Recht zu finden. Es sollte nach dem Ereignis ruhig noch ein paar Tage lang weiter gegeben werden. Jeweils 1 * täglich 5 Globuli. Maximal über einen Zeitraum von einer Woche.

2. Abszesse

Die Behandlung von Abszessen gehört grundsätzlich in die Hand eines Tierarztes oder eines Tierheilpraktikers. Je nach Lage des Abszesses kann trotzdem zunächst eine Behandlung mit Traumeel® (innerlich und äußerlich) versucht werden. Sollte nach zwei Tagen jedoch keine Besserung eingetreten sein oder sollte der Abszess sich vergrößern, ist ein Fachmann zu Rate zu ziehen.

2 – 3-mal täglich 1 Tablette Traumeel® geben und den Abszess und die umgebende Haut mind. 2-mal täglich mit Traumeelsalbe® einschmieren.

3. Bindehautentzündung

Tränende Augen treten vor allem in den Sommermonaten vermehrt auf. Ursache hierfür sind zumeist die lästigen Fliegen, die sich bevorzugt ums Auge herum aufhalten.

Hier kommt **Euphrasia officinale D 3** als Augentropfen zum Einsatz (2 – 3 * täglich 3 Tropfen in das betroffene Auge). Sollte jedoch nach ca. 3 Tagen keine Besserung eintreten oder sich die Symptome gar gravierend verschlechtern, ist auf jeden Fall ein Tierarzt oder –heilpraktiker zu rufen.

IX Kurzbeschreibung der einzelnen homöopathischen Notfallmittel – die homöopathische Notfalltaschenapotheke

Mittel	Potenz	Wirkung - Einsatzgebiet
Aconitum napellus – Blauer Eisenhut	D 12 / C 30	Notfall, Schock, Fieber, Hitzschlag, Angst (Todesangst), Unruhe, akut, plötzlich, heftige Symptome, heiße und trockene Haut
Apis mellifica - Honigbiene	D 12	Insektenstich außer Biene, ödematöse Schwellungen mit Hitze und Rötung, allergischer Schock, ruhelos
Arnica montana – Berg - Wohlverleih	D12 / C 30	Allgemeines Verletzungsmitteln, Prellungen, Blutungen, Blutergüsse, Quetschungen, Traumen, Schock nach körperlichen Verletzungen, Verletzungen der Weichteile,
Arsenicum album – weißer Arsenik	D 12	Vergiftungen vor allem Lebensmittelvergiftungen, große Unruhe, großer Durst, Schwäche

Mittel	Potenz	Wirkung - Einsatzgebiet
Belladonna - Tollkirsche	D 12	Fieber, Hufrehe, Entzündungen, die heiß, rot und heftig sind, Pulsation, akut, plötzlich
Cantharis vesicatoria – Spanische Fliege	D 12	Verbrennungen, brennende Schmerzen
Carbo vegetabilis – Holzkohle	D 12	Kollapszustand, kalter Körper mit reichlich Schweiß
Causticum Hahnemanni – Ätzkalk	D 12	Verbrennungen, verhindert Narbenbildung, lindert Verbrennungsschmerzen
China officinalis - Chinarindenbaum	D 12	Säfteverlust, generell, starker Blutverlust, Durchfall
Colocynthis – Koloquinte	D 12	Kolikartige Schmerzen, Krämpfe, Zusammenkrümmen, wichtigstes Mittel bei krampfhaften Bauchschmerzen

Mittel	Potenz	Wirkung - Einsatzgebiet
Euphrasia officinale – Augentrost	D 3	Augenverletzungen
Ferrum phosphoricum – Eisenphosphat	D 12	Fieber
Ignatia – Ignatusbohne	C 30	Heimwehmittel
Ledum palustre – Sumpfporst	D 12	Stichverletzungen, Insektenstiche, Bienenstich, gegen Schock und Blutungen durch Stichverletzungen
Nux vomica – gewöhnliche Brechnuss	D 12	Zur Entgiftung
Opium - Schlafmohn	C 30	Schock, Apathie, Schmerzlosigkeit, Atemstillstand
Staphisagria - Stephanskraut	D 12 / C 30	Stoppt Arterielle Blutungen, Schnittverletzungen

Mittel	Potenz	Wirkung - Einsatzgebiet
Veratrum album - Nieswurz	D 12	Kreislaufmittel, Kreislaufschwäche, Kollapszustände, kalter Schweiß, Entkräftung
Vespa crabro - Hornisse	D 12	Insektenstiche (außer Hornisse), Bienenstiche, allergischer Schock
Rescue Remedy® – Bach-Notfalltropfen	Tropfen, Tabletten und Salbe	Schreck, Schock, Verletzungen, Verbrennungen
Traumeel®	Tabletten und Salbe	Verletzungen, Abszesse

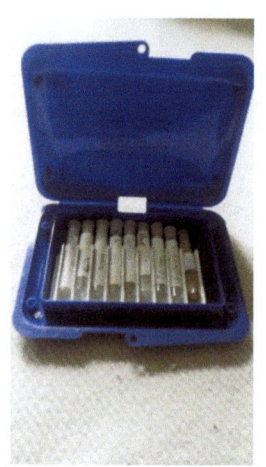

Kleine Homöopathische Taschenapotheke

X Bezugsadressen von homöopathischen Notfallapotheken, homöopathischen Mitteln in 1,5 g Globuli-Röhrchen und Etuis zur Aufbewahrung

Grundsätzlich können homöopathische Präparate über alle Apotheken bezogen werden. Einer der Hauptsteller homöopathischer Präparate in Deutschland ist die DHU® (Deutsche Homöopathische Union)

Beispiele für Bezugsadressen von homöopathischen Präparaten, Taschenapotheken und diversem Zubehör:

- GLÜCKAUF APOTHEKE
  Vennstr. 51
  41836 Hückelhoven-Ratheim
  Tel.: 02433 - 55 66
  info@homoeopathiebedarf.de
  www.kunst-werk-studios.de/apotheke/index.html

- Homöopathiebedarf
  W. Wissing
  Vennstr. 51
  41836 Hückelhoven
  Tel.: 02433 5059
  Fax: 02433 6841
  info@homoeopathiebedarf.de
  www.homoeopathiebedarf.de

- Altstadt-Apotheke Amberg
  Am Paradeplatz
  Herrnstraße 17
  92224 Amberg
  Tel. 09621 47280
  Fax. 09621 472829
  AltstadtApotheke@t-online.de
  www.altstadtapotheke-amberg.de

- Agentur Gegko
  R. Yap
  Adlerweg 5
  86368 Gersthofen
  gegko@yap.de
  www.taschenapotheken.de

- Homöopathie-Taschen-Vertrieb
  Gisela Holle
  Dr.-Carl-von-Linde-Str. 21
  81369 München
  Fax: 089 7911771

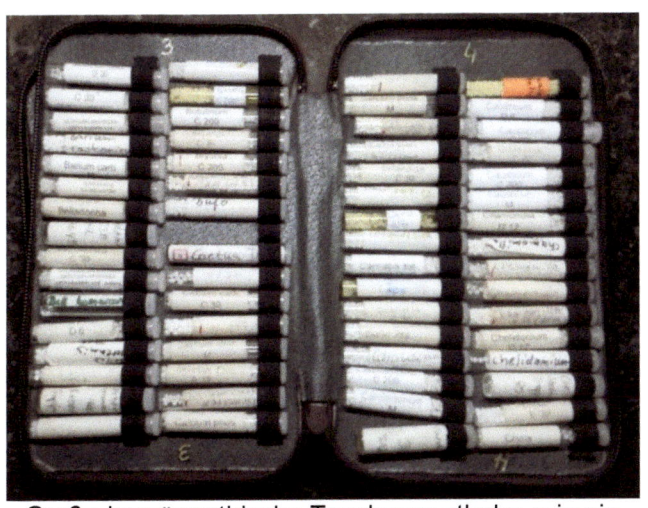

Große homöopathische Taschenapotheke, wie sie von Therapeuten verwendet wird

XI Literaturverzeichnis

- Wilfried Bellinghausen: Patient Tier, Pferdekrankheiten, Ulmer 1996

- Boericke: Homöopathische Mittel und ihre Wirkungen, Materia Medica und Repertorium, Verlag Grundlagen und Praxis, Leer 1995

- E. Chancrin, B. Hendrich, M. Schröder, R. Schünhoff: Homöopathische Erste Hilfe, Ein praktischer Ratgeber, Angewandte Homöopathie GdbR, München 1987

- Gerhart Gerweck, Hermann Späth: Der homöopathische Pferdedoktor, Franckh-Kosmos, 1993

- Dr. med. Walter Glück: Homöopathische Notfall-Apotheke, Selbsthilfe in Akutfällen, Goldmann 2006

- Jane Holderness-Roddam: Erste Hilfe, Wie helfe ich meinem Pferd im Notfall?, Cadmos 1997

- Hilke Holena: Homöopathie für Pferde, BLV, München 1999

- G. MacLeod: Pferdekrankheiten – Homöopathisch behandelt, WBV Biologisch-Medizinische Verlagsgesellschaft, Schorndorf 1977

- Tony Pavod: Pferdekrankheiten, Franckh-Kosmos 1993

- Phatak: Homöopathische Arzneimittellehre, Urban und Fischer, München 2004

- Ravi Roy & Carola Lage-Roy: Homöopathischer Ratgeber bei Notfällen, Lage & Roy 1997

- Sven Sommer: Homöopathie, Gräfe und Unzer, München 2001

Haftungsausschluss
Die Ratschläge in diesem Buch sind von der Autorin sorgfältig erwogen und geprüft. Es kann dennoch keine Garantie übernommen werden. Eine Haftung der Autorin bzw. des Verlages und seiner Beauftragten für Personen-, Sach- und Vermögensschäden ist ausgeschlossen.